DÉPARTEMENT DE L'HÉRAULT.

RAPPORT GÉNÉRAL
DES
TRAVAUX
DES
CONSEILS D'HYGIÈNE
ET DE
SALUBRITÉ PUBLIQUES

PRÉSENTÉ A

M. LE PRÉFET DE L'HÉRAULT

PAR

M. le Prof^r DUMAS,

VICE-PRÉSIDENT DU CONSEIL CENTRAL D'HYGIÈNE, MÉDECIN DES ÉPIDÉMIES
DE L'ARRONDISSEMENT DE MONTPELLIER.

1882.

MONTPELLIER,
RICARD FRÈRES, IMPRIMEURS DE LA PRÉFECTURE,
Place Petit-Scel, 5.

1883

RAPPORT GÉNÉRAL

DES TRAVAUX

DES CONSEILS D'HYGIÈNE

ET DE

SALUBRITÉ PUBLIQUES

DU

DÉPARTEMENT DE L'HÉRAULT.

DÉPARTEMENT DE L'HÉRAULT.

RAPPORT GÉNÉRAL

DES

TRAVAUX

DES

CONSEILS D'HYGIÈNE

ET DE

SALUBRITÉ PUBLIQUES

PRÉSENTÉ A

M. LE PRÉFET DE L'HÉRAULT

PAR

M. le Prof[r] DUMAS,

VICE-PRÉSIDENT DU CONSEIL CENTRAL D'HYGIÈNE, MÉDECIN DES ÉPIDÉMIES
DE L'ARRONDISSEMENT DE MONTPELLIER.

1882.

MONTPELLIER,
RICARD FRÈRES, IMPRIMEURS DE LA PRÉFECTURE,
Place Petit-Scel, 5.

1883.

DÉPARTEMENT DE L'HÉRAULT.

RAPPORT GÉNÉRAL

DES TRAVAUX

DES CONSEILS D'HYGIÈNE

ET DE

SALUBRITÉ PUBLIQUES.

MONSIEUR LE PRÉFET,

En déposant dans vos mains et au nom du Conseil Central d'Hygiène, ce nouvel opuscule de ses travaux et ceux des Conseils d'Hygiène et de Salubrité Publiques du département de l'Hérault, pour l'année 1882, je vous prie d'agréer l'expression de mes meilleurs sentiments.

DUMAS,
Vice-Président du Conseil Central d'Hygiène
et de Salubrité Publiques.

CONSEIL D'HYGIÈNE

DE L'ARRONDISSEMENT DE St-PONS.

Le Conseil d'Hygiène de St-Pons s'est réuni les 4 Janvier, 8 Avril, 2 Août, 25 Août et le 16 Septembre 1882 ; ces cinq séances lui ont permis de se prononcer sur deux questions industrielles, les trois autres ont été consacrées à des communications administratives sur le plâtrage des vins, le relevé statistique des puits et puisards, et des questions de police municipale sur les cimetières.

COMMUNICATIONS ADMINISTRATIVES.

Plâtrage des vins. — Dans la séance du 2 Août 1882, M. le Sous-Préfet, Président le Conseil, a déposé sur le bureau une dépêche de M. le Ministre du Commerce, relative au plâtrage des vins.

Lecture faite et après discussion, le Conseil :

« Considérant que le sulfate de chaux mélangé au moût de raisin, en se combinant avec les acides en excès et en précipitant certains principes organiques coagulables, offre le précieux avantage de corriger l'acidité des vins, de les dépouiller, de leur donner une couleur plus vive, plus brillante, en même temps qu'il assure leur conservation en s'opposant à une fermentation trop active ;

» Considérant que cette opération est pratiquée, depuis un temps immémorial, dans les régions du Midi, sans que la santé publique en ait jamais éprouvé des dommages bien appréciables ;

» Prenant néanmoins en sérieuse considération les faits de superpurgation relatés dans les divers Rapports du Comité consultatif d'Hygiène, sur la question du plâtrage, approuvant en principe les conclusions formulées dans les séances des 12 Mai 1879 et 30 Mai 1880, à la suite des Rapports de MM. Legouest et Gallard ;

» Est d'avis qu'il y a lieu d'autoriser le plâtrage des vins, dont l'interdiction absolue serait très préjudiciable à la production et au commerce des produits des vignes du Midi ;

» Et estime qu'il conviendrait, pour sauvegarder la santé publique, de réglementer la pratique du plâtrage et de déterminer par l'expérience la quantité maximum de sulfate de chaux qui pourrait être mélangée au raisin sans être nuisible à la santé du consommateur. »

Puits et puisards. — Dans la séance du 25 du même mois, le Conseil est appelé à prendre connaissance d'une circulaire du 31 Juillet dernier, relative aux puits et puisards fonctionnant dans les industries non classées et les propriétés de toute nature.

Après examen, le Conseil, à l'unanimité de ses Membres, est d'avis qu'il y a lieu d'adopter en principe les vœux exprimés par le Conseil d'Hygiène et de Salubrité publiques du département de la Seine.

QUESTIONS INDUSTRIELLES.

Usines à gaz. — M. Saban fils, de Toulon, demande, au nom de MM. Mauricy et Mertz, de Bâle, l'autorisation d'établir une usine à gaz pour l'éclairage public, dans la ville d'Olonzac, sur une parcelle de terrain de la section A.

L'emplacement choisi pour l'installation de l'usine projetée étant conforme aux conditions d'éloignement des habitations prescrites par le Décret du 9 Février 1867, les concessionnaires étant d'ailleurs soumis aux obligations imposées par les article 8 et 9 du Décret précité, en ce qui concerne les exhalaisons nuisibles et l'écoulement des eaux ;

Considérant que l'Autorité municipale est chargée par l'art. 14 de veiller à l'observation des conditions prescrites, le Conseil émet un avis tendant à approuver le projet soumis à son appréciation.

Tannerie. — Le sieur Bessière (Henri), demande à établir, sur le territoire de la commune de St-Pons, au lieu dit de St-Mein, section D, N°s 602 et 603, une tannerie.

Sa situation étant en dehors de la ville, à un kilomètre de distance de toute habitation, dans un local ayant déjà servi à une usine d'apprêts pour les draps, ne saurait être cause d'insalubrité et d'incommodité pour le public; pas d'oppositions. Le Conseil accorde, à charge par le demandeur d'établir un conduit couvert pour évacuer les eaux sales dans le lit du ruisseau de Brassac, et à se conformer à toutes les prescriptions qui pourraient lui être imposées par l'Autorité supérieure.

QUESTIONS DE POLICE MUNICIPALE.

Cimetières. — Les communes de Cebazan et de Riols demandent l'autorisation : la première, de transporter le cimetière actuel dans un lieu plus convenable et conforme à la loi; la seconde, d'agrandir celui qui existe déjà et qui, sauf l'étendue, remplit toutes les conditions voulues.

Avis favorable du Conseil qui, appréciant la bonne situation du cimetière de Riols, ne voit aucun inconvénient à son agrandissement, et qui, reconnaissant que celui de Cebazan est très proche des habitations, réclame impérieusement son éloignement, l'emplacement choisi offrant d'ailleurs, par la distance à laquelle il se trouverait ainsi que par son exposition, les meilleures conditions possibles.

CONSEIL D'HYGIÈNE

DE L'ARRONDISSEMENT DE LODÈVE.

Le Conseil de l'arrondissement de Lodève s'est réuni, en 1882, les 31 Mars, 6 Juillet, 2 et 19 Août. Ces quatre séances ont été consacrées à plusieurs communications administratives, à une question industrielle de première classe et à des questions de police administrative se rattachant à des cimetières.

Les communications administratives se rapportent au plâtrage des vins et à la statistique des puits et puisards existant dans les industries non classées et dans toutes les propriétés particulières.

Plâtrage des vins. — Par dépêche du 17 Juillet, M. le Ministre du Commerce, considérant que l'emploi modéré du plâtre présente des avantages aux propriétaires, mais que son usage excessif constitue un danger pour la santé des consommateurs, demande au Conseil de formuler sa pensée à cet égard.

Le Conseil émet l'avis qu'il y a lieu de réglementer l'emploi du plâtre, d'en limiter la quantité à 2 grammes par litre, et d'obliger les propriétaires à déclarer si leurs vins sont plâtrés ou non.

Puits et puisards. — Le Conseil reçoit communication d'une dépêche, en date du 31 Juillet, du Ministre du Commerce, relative aux puits et puisards dans les industries non classées et dans les propriétés de toute nature.

Le Conseil, considérant qu'il n'existe dans la région aucun puisard, que la constitution géologique et orographique de l'arrondissement facilite l'écoulement des eaux sales dans les rivières ou ruisseaux qui y aboutissent, pense, à l'unanimité, qu'il n'y a pas lieu de s'occuper de la question soulevée par la circulaire ministérielle.

QUESTIONS INDUSTRIELLES.

A. — Établissements de première classe.

Engrais (Fabrique d') et de produits chimiques agricoles. — Dans la séance du 31 Mars 1882, M. Hugounenq, de Lodève, fait la demande en autorisation d'établir une fabrique d'engrais sur les parcelles 72, 175, 176, 177, 178, 179 et 180, section E du plan cadastral de la commune qu'il habite.

Il résulte de l'enquête faite conformément à l'Arrêté préfectoral du 7 Février dernier, de l'avis des Autorités locales, des Maires des communes voisines, du mémoire présenté par M. Hugounenq, en réponse aux oppositions produites par deux enquêtes, et de l'examen fait par la Commission déléguée, que des usines de même genre existent dans les villes de Lyon et de Marseille, sans préjudice pour les habitations du voisinage

La question industrielle à laquelle le Conseil a dû répondre dans sa séance du 31 Mars, a été soulevée par la demande même de M. Hugounenq, d'établir une fabrique d'engrais et de produits chimiques agricoles, sur le territoire de cette commune, N°s 72, 175, 176, 177, 178, 179 et 180, section E du plan cadastral.

Il résulte de la demande formulée par M. Hugounenq, du plan des lieux, des résultats de l'enquête, des avis des Autorités locales, des plans d'établissements de même genre établis à Marseille et à Lyon (communiqués à cette occasion), qu'en dépit des oppositions de trois usiniers et d'un propriétaire, fondées sur les causes d'insalubrité qui pourraient résulter de l'autorisation, pour leurs ouvriers ou locataires, voisins et tenants, qui sont à la distance de 1,210, 900 et 400 mètres de l'emplacement choisi, sur la rive gauche de l'Ergue, et à 2,440 mètres des dernières maisons de la ville, distance qui semble présenter des garanties suffisantes pour la santé publique;

Et conformément à l'avis favorable du Maire de Lodève; que le Conseil :

Considérant que des établissements insalubres de

première classe fonctionnent depuis plusieurs années dans l'enceinte même des villes de Marseille et de Lyon ;

Que ces établissements, légalement autorisés, n'ont donné lieu à aucune plainte ; que, enfin, l'École de Médecine nouvellement créée à Lyon, se trouve à proximité d'un établissement rangé dans la première classe des ateliers insalubres ou incommodes ;

Que toutes ces considérations paraissent de nature à faire autoriser la fabrique projetée contre l'installation de laquelle ne protestent nullement les propriétaires les plus voisins ;

Pense qu'il y a lieu d'autoriser, sous la réserve du droit des tiers, et une élévation des cheminées de 25 mètres minimum, M. Hugounenq à établir une fabrique d'engrais et de produits chimiques de première classe sur le terrain lui appartenant et figurant sur le cadastre par les N[os] ci-dessus mentionnés, sur le Chemin Vicinal d'Intérêt commun N° 40, de Lodève au Puech et à Lavalette.

Cimetières. — Le Conseil municipal de St-André-de-Sangonis demande la suppression du cimetière catholique actuel de cette commune et l'agrandissement de l'ancien cimetière du même culte.

La suppression du cimetière établi sur la route de Béziers, étant motivée par des inconvénients existant pour la salubrité publique, l'agrandissement de l'ancien cimetière, sur la route de Clermont, sera facilité par la vente consentie des sieurs Rouquette et Bonnal.

L'avis de la population toute entière est favorable au projet, qui est tout à l'avantage des habitants et aux finances de la commune.

Le Conseil adopte.

CONSEIL D'HYGIÈNE

DE L'ARRONDISSEMENT DE BÉZIERS.

Le Conseil d'Hygiène et de Salubrité publiques de l'arrondissement de Béziers s'est réuni cinq fois en 1882, les 13 Février, 4 Mai, 12 Juillet, 5 Août et 25 Septembre.

Les questions qui lui ont été communiquées ou soumises se résument dans des communications officielles, au nombre de trois, relatives à la nomination des Membres du Conseil, au plâtrage des vins et à la statistique des puits ou puisards, une série de questions industrielles, dont trois de première classe, quatre de troisième, et enfin, des questions de police municipale ayant pour objet des lavoirs publics, des cimetières, des logements insalubres et l'assainissement du ruisseau Savignal, en tout quatorze.

COMMUNICATIONS ADMINISTRATIVES.

Nomination des Membres du Conseil

Dans la séance du 13 Février 1882, il a été fait communication d'un Arrêté préfectoral, en date du 10 Janvier, nommant, pour quatre ans, Membres du Conseil, MM. Étienne, Docteur en Médecine; Paget,

Pharmacien; Baldy, Ingénieur des Ponts et Chaussées. Par le même Arrêté, sont prorogés dans leurs fonctions et pour la même durée : MM. Gautier, Vétérinaire; Trassy, Agent-Voyer de l'arrondissement ; Crozals (Paul), Négociant.

M. Sicard, Docteur en Médecine, est nommé en remplacemont de M. Trinquier ; M. Cavalier, exerçant la même profession, en remplacement de M. Perréal ; M. Coulouma, Pharmacien, en remplacement de M. Bastide.

PLATRAGE DES VINS.

(*Circulaire ministérielle relative au plâtrage des vins.*)

Le 5 Août, le Conseil reçoit communication d'une circulaire ministérielle, en date du 31 Juillet, relative au plâtrage des vins.

Après une étude attentive de la question, tant au point de vue commercial et chimique qu'au point de vue de l'hygiène et de la salubrité publiques, le Conseil émet, à l'unanimité de ses Membres, le vœu de voir maintenir le plâtrage des vins, tel qu'on le pratique dans l'arrondissement de Béziers depuis plus de cinquante ans, et dans le cas où le Gouvernement fixerait les quantités de sulfate de potasse à tolérer, que cette quantité soit de 4 grammes par litre.

PUITS ET PUISARDS.

Dans la séance du 25 Septembre, il est communiqué au Conseil la circulaire ministérielle, en date du 31 Juillet, sur la réglementation des puits et puisards.

En attirant l'attention sur l'amoncellement et l'enfouissement des matières susceptibles de donner lieu à des infiltrations mauvaises ; faisant, de plus, connaître les vœux émis à ce sujet par le Conseil d'Hygiène publique et de Salubrité du département de la Seine, son Excellence demande :

A. — Les puisards ou puits absorbants, ne devront être tolérés, pour recevoir des eaux impures, que dans des cas exceptionnels où les usines, complètement isolées, sont à de très grandes distances des habitations, tels encore que celui où à raison des conditions d'établissement de ces puits ou puisards, les eaux à évacuer sont conduites directement par une colonne étanche, à des couches perméables tout-à-fait distinctes et bien séparées par des terrains imperméables de celles qui renferment des nappes aquifères auxquelles sont empruntées les eaux servant à l'usage domestique.

B. — Une clause spéciale sera toujours insérée dans les autorisations, pour réserver à l'Administration le droit de supprimer des puisards tolérés, si des inconvénients réels et non prévus d'abord venaient à être reconnus *à posteriori*.

Le Conseil se rallie aux vœux émis par le Conseil d'Hygiène du département de la Seine.

QUESTIONS INDUSTRIELLES.

A. — Établissements de première classe.

Engrais (fabrique d'). — Le sieur Pagès (Joseph), de Capestang, demande à établir une fabrique d'engrais sur le territoire de cette commune, parcelle N° 88, section H.

Dans sa séance du 13 Février, le Conseil pense ne pas devoir se prononcer sans connaître l'opinion de la Commission cantonale.

M. le Maire de Capestang, ayant convoqué par deux fois la Commission dont l'avis était réclamé par le Conseil d'Arrondissement, et deux Membres de cette Commission s'étant seuls rendus à l'appel, ont répondu favorablement à la demande ; le Conseil, dans sa séance du 4 Mai, acceptant cette manière de voir, se prononce favorablement.

Huiles de Pétrole. — Le sieur Jules Sénac, demande, au nom de la Compagnie générale des pétroles, dont le siège est à Marseille, l'autorisation d'établir un entrepôt d'huiles minérales à Agde, rive droite de l'Hérault, parcelle N° 226, section F.

Vu les avis favorables, émis par les Maires des communes d'Agde, de Bessan, Marseillan, Vias et Florensac, celui de la Commission cantonale et les observations des Conducteurs des Ponts et Chaussées, le

Conseil estime qu'il y a lieu d'accorder l'autorisation demandée, avec réserve des droits des tiers et suivant les lois et règlements qui régissent la matière.

B. — Établissemcuts de deuxième classe.

Forges (Ateliers de), fonderies et grosses œuvres.— Le sieur Vernette (Étienne), fabricant d'instruments aratoires à Béziers, demande l'autorisation de transférer, sur la parcelle N° 21, section M, la fonderie de deuxième fusion qu'il exploite, rue Magenta, 2, et d'établir sur la même parcelle un atelier de forge de grosses œuvres avec marteau mécanique.

Le Conseil émet un avis favorable, l'usine a établir ne présentant aucun inconvénient aux points de vue de l'hygiène et de la salubrité publiques.

C. — Établissements de troisième classe.

Distillerie. — Le sieur Jean Massol, distillateur, à St-Geniès-le-Bas, réclame contre l'Arrêté préfectoral du 20 Décembre 1880, qui lui impose l'obligation de conduire les vinasses provenant de sa distillerie, à 200 mètres des dernières maisons du village, et demande l'intervention du Conseil d'Hygiène qui, se rendant sur les lieux, pourra apprécier le bien fondé de sa demande.

Le Conseil repousse cette réclamation, en se fondant

sur ce fait, qu'après avoir visité les lieux, la Commission cantonale a émis l'avis que le canal d'évacuation couvert et étanche, établi par le sieur Massol, pour se débarrasser de ses vinasses, devait être prolongé jusqu'au fossé qui longe le pré Combal, à l'intersection du Chemin dit des Horts-Nouvel et celui dit de la Procession.

Il est, de plus, d'avis qu'un nouvel examen des lieux est inutile, et qu'il y a lieu d'obliger le demandeur à compléter le conduit d'évacuation de ses vinasses, conformément à l'avis exprimé par la Commission cantonale.

Mégisserie. — Le sieur Ciffre (Ernest), demande à établir une mégisserie, à Bédarieux, dans un local lui appartenant, situé dans cette commune entre la Route Départementale de Lodève à St-Pons et le Chemin Vicinal de Bédarieux à Boussagues.

Vu les nombreuses protestations auxquelles cette demande a donné lieu, le Conseil, qui n'est pas d'ailleurs en nombre, ajourne à une séance ultérieure.

Dans cette séance, le Conseil, prenant en considération les nombreuses oppositions motivées et intervenues dans l'enquête, émet un avis de rejet:

Parce que l'emplacement choisi est situé sur un bas-fond, et l'atelier contigu à des maisons dont les habitants ne pourraient qu'être incommodés par son voisinage ;

Parce que les liquides provenant de l'établissement

ne pourraient être évacués par l'aqueduc communal, construit seulement pour l'écoulement des eaux pluviales;

Et, enfin, parce que le pétitionnaire ne dispose pas d'une quantité d'eau suffisante pour entraîner, d'une manière permanente, les résidus de sa fabrique dans la rivière d'Orb et les empêcher de croupir dans l'aqueduc.

Moulin à huile. — Le sieur Émile Laplace, de Servian, demande à faire fonctionner le moulin à huile qu'il possède, parcelle 454, section L, sur la rivière de Lène; accordé, à condition que les eaux grasses et résidus liquides seront évacués, dans la rivière de Lène, au moyen d'un conduit couvert et étanche,

Poteries (Fabrique de). — Le sieur Mailhac (Denis), fabricant de poterie à Béziers, demande à exploiter l'usine qu'il possède, rue du Puits-de-la-Courte, parcelle 185, section F.

Des oppositions ont été formulées par les sieurs Carrière, Mas, veuve Regimbaud et autres, qui se plaignent de la fumée et du préjudice bien grave qui en résulte pour leurs propriétés, ainsi que sur les inconvénients, qui sont la conséquence de son fonctionnement, pour la santé publique.

Le Conseil, considérant que l'usine dont le sieur Mailhac veut continuer l'exploitation, existe depuis longtemps, et ne peut nullement porter atteinte à la santé publique;

Est d'avis qu'il y a lieu d'accorder l'autorisation demandée.

Le Conseil formule la même réponse sur la demande du sieur Maligu, de Béziers, qui réclame l'autorisation de construire des fours pour tuilerie, briqueterie, poterie et faïence, sur les parcelles 74 et 75, section F.

Le Conseil émet un avis favorable, contrairement à M. le Commandant de l'armée, qui proteste contre le projet, par suite des inconvénients possibles pour le quartier de cavalerie, dont cette usine serait à proximité.

QUESTIONS DE POLICE MUNICIPALE.

Cimetières. — *Puimisson*. — Par décision du Conseil municipal de cette commune, en date du 15 Février 1881, a été voté l'agrandissement du cimetière par l'acquisition de 9 ares 50 centiares, appartenant à la dame Dalgos, épouse Maure, dépendant de la parcelle N° 378, section A. Aucune opposition n'a été faite dans l'enquête, le cimetière à agrandir étant à 550 mètres du village ; avis favorable.

Sérignan. — Le Conseil municipal de Sérignan a voté, le 10 Novembre 1881, le transfert de son cimetière.

Le Commissaire-Enquêteur, constatant que l'emplacement choisi est sur un lieu élevé, éloigné de toute habitation et à l'abri des inondations, estime qu'il y a lieu d'autoriser la translation demandée.

St-Thibéry. — Le Conseil municipal de St-Thibéry a voté, le 14 Mai 1882, la translation du cimetière de cette commune.

De nombreuses protestations ayant eu lieu dans l'enquête, le Conseil demande l'avis de la Commission cantonale de Pézenas.

Dans la séance du 25 Septembre, le Conseil, sur l'avis émis par la Commission cantonale le 17 Août, estime que l'emplacement du nouveau cimetière est convenablement choisi et n'offre aucun inconvénient au point de vue de l'hygiène, mais qu'il ne peut se prononcer sur la composition du sous-sol, faute de données précises à cet égard.

Lavoirs publics.— MM. Tabouriech et Rey, se sont plaints, en Octobre 1882, de l'état d'insalubrité des lavoirs publics situés à l'entrée du village de Cers; ils demandent que le Conseil d'Hygiène délègue un ou plusieurs de ses Membres pour visiter les lieux.

MM. Bomel-Garren, Cavalier et Étienne sont désignés pour constater la situation et faire un Rapport, s'il y a lieu.

La Commission sus-indiquée, par l'organe de M. Étienne, Rapporteur, informe le Conseil que le lavoir incriminé est dans un état permanent de propreté et ne peut en rien porter atteinte à la santé publique.

Le sieur Rey, l'un des pétitionnaires, dont la maison est contiguë aux lavoirs, peut seul être incommodé par leur voisinage, mais la construction de ce lavoir étant antérieure à celle de la maison du sieur Rey, ce dernier ne saurait se plaindre d'une situation qu'il a lui-même créée.

Le Conseil pense qu'il n'y a pas lieu à donner suite à la pétition qui lui est soumise.

Logements insalubres. — M. le Maire de Béziers demande, par lettre du 9 Septembre 1882, des renseignements sur les dangers ou inconvénients que peuvent offrir, au point de vue de l'hygiène, les baraques en bois situées dans le prolongement de la rue du Temple.

M. Thomas, Président, expose au Conseil qu'il a visité la plupart des baraques signalées par M. le Maire. Ces baraques, habitées par des étrangers, sont construites avec de mauvais débris de bois, recouvertes de terre et de haillons, elles forment des abris très malsains dans lesquels sont entassés pêle-mêle des familles nombreuses et des résidus de toute sortes constituant ainsi de véritables foyers d'infection et présentant de sérieux dangers pour la santé publique.

De cet exposé, le Conseil conclut que la Municipalité de Béziers doit prendre, à bref délai, les mesures nécessaires pour supprimer les baraques dont il est question.

Ruisseau de Savignol, à Puisserguier (Assainissement). — 34 Habitants de Puisserguier se plaignent que le quartier dit de Savignol est un véritable centre d'infection, à cause du mauvais entretien du ruisseau du même nom qui sert d'égout aux eaux du village et aux vinasses provenant des distilleries.

Le Conseil désigne MM. Sicard, Étienne et Coulon pour se rendre à Puisserguier, afin d'apprécier la valeur de la réclamation précitée et lui faire un Rapport, la Commission cantonale de Capestang, dont ressort Puisserguier, n'étant pas en nombre suffisant pour délibérer.

CONSEIL CENTRAL D'HYGIÈNE

Siégeant au chef-lieu du département.

Le Conseil central d'Hygiène et de Salubrité publiques a eu à s'occuper, en 1882, de communications officielles ou administratives, d'affaires industrielles, de questions de police municipale.

COMMUNICATIONS OFFICIELLES.

Nominations des Membres du Conseil. — *Arrêté préfectoral du* 10 *Janvier, nommant Membres du Conseil pour* 4 *ans, avec voix délibérative :* MM. Moitessier, Bertin, Castan, Professeurs à la Faculté de Médecine; D. Diacon, Professeur à l'École de Pharmacie; Chambert, Médecin-Vétérinaire, et Marès, Membres sortants, soumis à un renouvellement biennal; 2° pour 2 ans, avec voix consultative : M. Mengin-Lecreulx, Lieutenant-Colonel, Directeur du Génie, en remplacement de M. Fulcrand, Colonel, Directeur du Génie, appelé à d'autres fonctions. Le même Arrêté rappelle que les Membres de la 1re série du Conseil sont, avec voix délibérative : MM. Dumas, Engel, Professeurs à la Faculté de Médecine; Hamelin, Agrégé; Jeanjean,

Professeur à l'École de Pharmacie ; Serre, Doteur-Agrégé à la Faculté de Médecine ; Pourquier, Médecin-Vétérinaire ; Baldi, Négociant ; Lenthéric, Conseiller municipal ; 3° M. Cadot, Ingénieur des Ponts et Chaussées ; Bésiné, Architecte départemental ; Debons, Agent-Voyer en Chef.

CIRCULAIRE MINISTÉRIELLE

relative à la déchéance des établissements dangereux, incommodes ou insalubres.

« MONSIEUR LE PRÉFET, écrivait Son Excellence le Ministre le 14 Janvier 1882, l'exploitation des établissements industriels, considérés comme insalubres, dangereux ou incommodes, est soumise à un régime dont les bases ont été fixées par le Décret du 15 Octobre 1810.

» En vertu du principe de la non rétroactivité des lois et règlements, les établissements installés à cette époque se sont vus maintenir leur droit d'exploitation, à la condition qu'ils ne seraient pas transportés dans un autre emplacement et qu'il n'y aurait pas une interruption de six mois dans leurs travaux. Ces conditions de déchéance ne sont donc pas applicables, d'après le texte même du Décret. Néanmoins, la jurisprudence administrative en a fait une application assez fréquente à des établissements autorisés depuis 1810. Mais cette manière de procéder par interprétation ou, pour mieux dire par extension, n'est pas à l'abri de sérieuses objections.

» En vue de remédier à une situation qui pourrait créer des embarras à l'Administration et léser certains intérêts, j'ai soumis la question au Conseil d'État.

» Dans un avis qu'il vient de m'adresser, le Conseil d'État fait remarquer que la durée des délais nécessaires pour commencer l'installation et l'exploitation d'un établissement industriel ou pour reprendre les travaux, dans le cas où ils seraient interrompus, en cours d'installation ou d'exploitation, dépend de la nature et de l'importance de l'établissement, et que, dès lors, on ne saurait fixer, d'une manière générale, des délais uniformes, sans s'exposer à ce que ces délais soient, suivant les cas, insuffisants ou excessifs. Il n'est pas nécessaire, d'ailleurs, ajoute le Conseil d'Etat, de recourir dans l'espèce à une disposition réglementaire, puisqu'il appartient aux Préfets et Sous-Préfets, lorsqu'ils autorisent la création d'un établissement classé parmi les établissements insalubres, dangereux ou incommodes, de déterminer les conditions auxquelles l'autorisation est accordée. Ils peuvent donc, dès lors, en tenant compte des circonstances spéciales à chaque affaire, fixer les délais dans lesquels le permissionnaire sera tenu, sous peine de déchéance, de commencer l'installation de son établissement ou de reprendre ses travaux dans le cas où ils seraient interrompus en cours d'installation ou d'exploitation.

» En conséquence de cet avis, vous aurez donc, à l'avenir, Monsieur le Préfet, à insérer dans tout Arrêté d'autorisation, en matière d'établissements classés, un article spécifiant le délai accordé au permissionnaire, sous peine de déchéance, pour commencer les travaux d'installation de son établissement ou pour reprendre les travaux dans le cas où ils auraient été interrompus en cours d'installation ou d'exploitation.

» MM. les Sous-Préfets auront à prendre des dispositions semblables pour les établissements insalubres dont l'autorisation rentre dans leurs attributions.

Lecture faite, M. le Préfet, qui préside l'Assemblée, pense, et son opinion est, après une courte discussion, partagée par le Conseil, qui considère comme impossible de fixer, d'une manière générale, un délai après lequel toute usine ayant suspendu ses travaux aurait à se pourvoir d'une nouvelle autorisation. Il n'y a, en réalité, de dommages à craindre que dans les cas d'installation, si des inconvénients passés inaperçus et intéressant l'hygiène et la salubrité publiques venaient à se manitesfer, l'Administration restant toujours armée du droit de prescrire les mesures nécessaires aussi bien pour les établissements qui ont cessé de fonctionner que pour ceux qui sont encore en activité.

Dégraissage des étoffes par les hydrocarbures. — M. le Vice-Président communique au Conseil copie d'une circulaire de M. le Ministre du Commerce, relative au classement : 1° des ateliers de dégraissage des étoffes par les hydrocarbures, quand l'approvisionnement ne dépasse pas 30 litres de liquide ; et 2° des ateliers de pulvérisation de la chaux éteinte.

Il résulte, des termes de la circulaire, que le Conseil d'Etat avant de statuer sur cette question, avait exprimé le désir qu'il lui fût rendu un compte exact des inconvénients qui peuvent résulter de l'état actuel des choses.

Le Conseil déclare ne pouvoir, en l'état, formuler son avis sur la question de classement dont il s'agit. Il ne pourra examiner utilement cette affaire qu'après avoir sous les yeux les résultats de l'enquête à laquelle l'Administration devra se livrer, afin de satisfaire au désir exprimé par le Conseil d'Etat.

En conséquence, le Conseil renvoie le dossier à

M. le Préfet, avec prière de lui communiquer à nouveau cette affaire, après l'instruction par M. le Ministre de l'Intérieur.

Puisards non classés. — M. Dumas fait connaître que M. le Préfet lui a transmis, le 10 Août 1882, une circulaire du Ministre du Commerce, qui demande l'avis du Conseil au sujet de la réglementation des puits et puisards dans les industries non classées et dans les propriétés de toute nature.

Le conseil, tout en déclarant qu'il s'est toujours opposé à la création de puisards ou boistout, renvoie le dossier à M. le Préfet, avec prière de vouloir bien procéder à une enquête dans le département, à l'effet de connaître le nombre et les endroits dans lesquels peuvent être établis des puisards; il pourra ensuite formuler, en connaissance de cause, l'avis demandé par M. le Ministre du Commerce.

Vins (Plâtrage des). — Communication d'une dépêche de M. le Préfet, en date du 25 Juillet, par laquelle le Ministre du Commerce, à la date du 17 du même mois, exprime le désir de connaître l'avis du Conseil sur le plâtrage des vins.

A l'unanimité, le Conseil s'en référant à son premier avis consigné dans les Rapports qu'il a publiés dans les Comptes-Rendus de ses travaux pendant les sessions 1854 à 1857 et 1857 à 1859, estime : 1° que le plâtrage des vins, tel qu'on le pratique généralement dans le Midi, est une opération qui ne peut communiquer aux vins aucune qualité nuisible à la santé de ceux qui en font usage ; 2° que tout en faisant ses réserves sur certaines particularités qui pourraient modifier ses appréciations au point de vue de l'enquête médicale, il constate que ces particularités ne se sont nullement produites et ne doivent pas être prises en considération.

A. Établissements de première classe.

Chiffons (entrepôts de). — Le sieur Gazagne (Jacques), de Cette, demande l'autorisation d'établir un entrepôt de chiffons à Cette, au quartier dit la Carrière-du-Roi, entre la Grand'Rue et la rue du Prado.

L'enquête n'a soulevé aucune opposition, l'isolement est complet; M. le Maire de Cette et les diverses juridictions consultées, ont émis des avis favorables.

Le Conseil central, peu disposé à admettre des entrepôts de ce genre dans l'intérieur des villes, parce que les matières qu'ils recueillent sont essentiellement putrescibles, imprégnées de toutes sortes de détritus organiques, pense qu'il y a lieu de se montrer d'autant plus sévère dans le choix de l'emplacement où le sieur Gazagne se propose de créer son établissement, que le lieu choisi est dans un port de mer exposé à recevoir, avec des débris de provenances inconnues, des principes de nombreuses maladies contagieuses, et de favoriser ainsi l'éclosion de maladies épidémiques.

Dans la pensée du Conseil, l'entrepôt projeté n'est pas, malgré son isolement, hors la ville et à une distance sufffisante des habitations; il est situé à l'extrémité de la Grand'Rue, au voisinage d'une église très fréquentée; aussi le Rapporteur, M. Bertin, propose un avis de rejet, qui est adopté par le Conseil.

Engrais avec sang coagulé. — Le sieur Maurel (Pascal), de Lodève, demande l'autorisation de créer un établissement de ce genre sur les parcelles 468 et 469.

M. Moitessier, Rapporteur, n'ayant pu se rendre sur les lieux pour apprécier les conditions d'installation de l'établissement projeté, ne peut faire son Rapport, dont M. Debons, chargé d'une mission dans ce chef-lieu d'arrondissement, veut bien s'occuper.

M. Debons affirme, dans un Rapport ultérieur, que l'emplacement au Sud-Est de la ville de Lodève, est parfaitement choisi sur la rive droite de la rivière et dans un isolement suffisant des habitations ; les diverses juridictions intervenues dans l'enquête, ont émis des avis favorables, auxquels se rattache M. le Rapporteur, dont la manière de voir est acceptée par le Conseil pour ce qui est du sang et des déchets provenant de l'abattoir.

M. Dumas, Vice-Président, observe qu'en outre des conditions générales imposées, il y a lieu de prescrire la nécessité de coaguler le sang recueilli à l'abattoir, par l'acide sulfurique ou le chlorure de manganèse.

Engrais (Fabrique d'). — M. Hugounenq, déjà propriétaire d'une fabrique d'engrais qu'il exploite sur la route de Bédarieux, demande à la transporter au S.-E. de la commune de Lodève, sur la rive droite de l'Ergue et les parcelles 175, 180, section E, à environ 2,400 mètres de la ville.

Quatre oppositions ont eu lieu dans l'enquête : celle d'un usinier établi à plus de 1,000 mètres, l'opposant le plus rapproché étant encore à 400 mètres de l'usine projetée. Avis farorable des Autorités.

M. Diacon, Rapporteur, observe toutefois, que M. Hugounenq ne fournissant aucun renseignement sur les produits qu'il se propose de fabriquer, il y a lieu d'appliquer à son usine, qu'il reconnaît être de première classe, les prescriptions concernant celles-ci, notamment pour la hauteur des cheminées. Après discussion, le Conseil, conformément aux conclusions du Rapporteur, décide :

1° Que les cheminées de l'usine auront une hauteur de 25 mètres;

2° Que l'autorisation ne s'applique qu'à une usine pour la fabrication des produits chimiques agricoles, tels que les prépare déjà M. Hugounenq, et que tout changement dans cette fabrication devra être soumis à une nouvelle autorisation.

Huiles minérales (Entrepôt d'). — Le sieur Imer (Jules), fait une demande, au nom de la Société générale des pétroles, en vue d'obtenir l'autorisation d'établir un entrepôt d'huiles minérales à Agde, rive droite de l'Hérault, section E, parcelle 224.

L'établissement projeté, d'après M. Moitessier, Rapporteur, réunit toutes les conditions réglementaires; l'enquête n'a soulevé aucune opposition; les diverses juridictions consultées, n'ont fait aucune objection, de même que le Conseil d'Hygiène de Béziers.

M. le Rapporteur propose au Conseil d'émettre un avis favorable, qui est adopté, avec les réserves imposées par le Décret du 19 Mai 1873.

Inflammabilité des hydrocarbures. — Une question qui ne manque pas d'intérêt et dont nous avons déjà dit quelques mots dans le Compte-Rendu des Travaux du Conseil, pour l'année 1881, page 33, se rattache à l'inflammabilité des hydrocarbures et à leur classement. Par lettre du 17 Juin, M. le Préfet réclame une solution pratique qui lui permette de répondre aux demandes qui lui sont adressées.

Nous nous sommes empressé de répondre qu'après avoir chargé M. Moitessier de se procurer l'appareil Granier, signalé dans le Bulletin administratif de 1873, page 315, comme le moyen indiqué par M. le Ministre pour résoudre la question qui nous était soumise, il y avait lieu, vu l'impossibilité que M. Moitessier avait eu d'obtenir la mise à sa disposition de l'appareil indiqué, d'en réclamer officiellement l'envoi à Son Excellence.

Cette nouvelle démarche n'a point encore abouti.

Huiles minérales (Raffinerie d'). — MM. Tenaille et Despeaux, demandent l'autorisation d'établir une raffinerie d'huiles minérales sur le territoire de la commune de Balaruc-les-Bains, au lieu dit des Rieux, section B, parcelles 433 *bis*, 434, 441 et 441 *bis*.

L'usine projetée devant être installée pour produire primitivement 250 barils de 170 litres par jour, avec augmentation possible, les mode et lieu d'évacuation des résidus acquièrent une grande importance au point de vue de la salubrité publique. Aussi, est-ce l'infection des eaux de l'étang, la destruction possible même du poisson et des autres animaux marins, que vise la seule protestation contenue dans l'enquête préalable, formulée par M. Wimberg, Négociant à Cette. Procédant au nom du Comité de patronage de la Station Zoologique maritime en voie de construction dans cette ville, et en vue de prévenir cette infection déjà observée, paraît-il, sur les côtes d'Espagne, à Alicante, à la suite de la création d'une usine semblable, M. le Maire de Cette, Commissaire-Enquêteur, n'a donné un avis favorable à la création de l'usine projetée, à Balaruc, qu'à la condition que les résidus provenant de la distillation des huiles minérales seraient jetés au large dans la mer et non dans l'étang de Thau.

Un autre motif qui milite en faveur de cette prescription, déjà rendue obligatoire pour un établissement similaire qui fonctionne à Frontignan, celui du sieur Bastide, de Nimes, est le voisinage de l'établissement thermal de Balaruc-les-Bains, dont les sources, on ne l'ignore pas, se trouvent dans l'étang de Thau, non loin de l'usine en instance d'autorisation, et qui pourraient être fortement altérées par le mélange des résidus de la distillerie avec les eaux de l'étang.

Cette obligation de rejeter les goudrons et autres résidus de distillation des huiles minérales à 2 kilomètres au moins en mer, est donc indispensable, mais elle ne peut être édictée que par le Ministre du Commerce, après avis du Conseil supérieur des Arts-et-Manufactures.

M. Dumas, Rapporteur, propose donc au Conseil d'émettre un avis favorable à la construction de l'établissement de St-Sauveur, au lieu dit des Rieux, section B, N°s 433 *bis*, 434, 435, 436, 437, 438, 439, 440, 441 et 441 *bis*, sous les conditions imposées, en général, par les Décrets des 18 Avril 1866 et 19 Mai 1873, et l'injonction spéciale de soumettre à l'appréciation ministérielle, que les goudrons et autres déchets provenant de la distillation et de l'épuration des huiles minérales, seront rejetés en mer, à 2 kilomètres au moins. (*Adopté*).

Extraction de la partie soyeuse des chrysalides. — Les sieurs Cambon et Cie, demandent l'autorisation d'établir, à Cazilhac-le-Bas, section B, N° 30, un atelier d'extraction de la partie soyeuse de chrysalides.

En l'absence de M. Bertin, Rapporteur, lorsque cette affaire fut soumise pour la première fois au Conseil, et rejetée dans la séance du 12 Novembre 1881, le Conseil, après discussion, décide que le dossier sera renvoyé à M. Bertin, à charge par lui d'examiner à nouveau la question et de présenter un nouveau Rapport.

Fabrique de sulfocarbonate de potassium. — Le sieur Albiot, au nom de la Société générale des Usines pour la fabrication du sulfocarbonate de potassium, à Montpellier, route de Nimes, section C, parcelle 288 du plan cadastral, au lieu dit Clos-de-Mascles, demande l'autorisation de créer une usine de ce genre.

M. Moitessier, au nom d'une Commission composée de MM. Bertin et Diacon, examine avec soin : 1° les conditions dans lesquelles doit se réaliser cette fabrication, qui ne dépassera guère 3,000 tonnes par an, soit 9 à 10 tonnes par jour de production régulière, sans maximum ni minimum ; 2° les inconvénients que peut présenter cette industrie, ainsi que les moyens d'y remédier.

La fabrication comprend trois opérations principales : la production du sulfure de potassium (au moyen du sulfate de baryte réduit en sulfure par le charbon et mélangé, après refroidissement, avec du sulfate de potasse) ; la production du sulfure de carbone (par combinaison directe en vases clos et recueilli sous l'eau, procédé Deisse) ; et, enfin, l'obtention du sulfocarbonate de potassium, par combinaison directe aussi, en vases clos chauffés à la vapeur, le sulfure de carbone arrivant dans les mélangeurs par des canaux souterrains, mus par l'air comprimé, et des condensateurs en vases clos, recevant sous l'eau l'excès des vapeurs de sulfure de carbone.

La première et la troisième de ces opérations, pratiquées comme il vient d'être dit, n'offrent aucun inconvénient sérieux au point de vue des risques d'incendie et d'émanations nuisibles.

Quant à la fabrication du sulfure de carbone qui, pour une production de 4,000 tonnes par an de sulfocarbonate de potassium, au titre de 16/100mes de sulfure de carbone, s'élèverait au maximum de deux tonnes par jour, il convient de remarquer que cette substance est toujours recueillie sous l'eau, et que les opérations consécutives se passent à l'abri de l'air, de sorte que lorsque l'on entre dans une fabrique de sulfure de carbone, on ne perçoit nullement l'odeur de cette substance, on constate seulement celle de l'acide sulfureux, résultat de la combustion du soufre et que l'industriel a tout intérêt à ne pas laisser perdre.

C'est, d'ailleurs, à tort que les maraîchers voisins redoutent, pour la végétation, l'action de l'acide sulfureux qui, étant très disséminé, n'est en rien nuisible comme l'est, par exemple, l'acide chlorhydrique.

Relativement aux risques d'incendie, ils sont singulièrement réduits, sinon nuls, par les conditions dans lesquelles s'obtient le sulfure de carbone et par l'engagement pris par la Compagnie d'employer le sulfure de carbone au fur et à mesure de sa production, et de n'en avoir jamais en dépôt.

Les craintes manifestées par quelques voisins, protestataires dans l'enquête, et relatives à la salubrité publique et à la dépréciation consécutive des propriétés environnantes, sont donc dénuées de fondement ; au contraire, la présence de cette usine donnera plus d'animation à ces quartiers, actuellement à peu près déserts et où se trouve déjà un dépôt public de fumier; aussi les Autorités municipales consultées, ont-elles donné un avis favorable à cette création, d'une grande importance au point de vue agricole, surtout dans notre pays ruiné par le Phylloxera.

Après une discussion à laquelle prennent part MM. Cadot et Marès, qui insistent sur l'innocuité de l'acide sulfureux, rejeté d'ailleurs en petite quantité, et même sur son utilité hygiénique, étant donné le voisinage du dépotoir et de l'abattoir, M. Dumas, propose de s'enquérir, auprès du Conseil d'Hygiène de Marseille, des prescriptions imposée à l'usine de sulfure de carbone Dreisse, établi dans cette ville depuis assez longtemps, le Conseil, conformément aux conclusions de la Commission, émet un avis favorable, sous les conditions ci-après :

1° Les cheminées des fours gazogènes et celle des appareils à production de sulfure de carbone auront chacunes 25 mètres de haut;

2° Les conducteurs annexés aux appareils dans lesquels se produira le sulfo-carbonate de potassium seront maintenus dans un état de fermeture complète, le sulfure de carbone condensé étant toujours recueilli sous l'eau ;

3° La quantité de sulfure de carbone journellement fabriqué ne pourra pas dépasser sensiblement deux tonnes, et celles-ci seront employées au fur et à mesure de leur production, de façon qu'il n'y ait jamais de sulfure de carbone en entrepôt.

Le Conseil adopte.

Fonderie de graisse.— Le sieur Chamayou (André), boucher à Montpellier, demande l'autorisation d'établir une fonderie de graisse sur le bord du Lez, section C, parcelle 402.

M. Diacon, Rapporteur, expose que le projet a soulevé de nombreuses protestations du fait des propriétaires du Canal du Lez et d'une vingtaine de propriétaires du voisinage.

M. le Rapporteur propose un complément d'enquête, ayant pour but d'établir le mode de fabrication ainsi que l'importance approximative de l'usine.

Le Conseil, adoptant ces conclusions, ajourne l'étude de la question à une époque ultérieure.

Forges et Fonderies (Ateliers de).— M. Cadot lit un Rapport sur la demande faite par M. Vernette (Étienne), fabricant d'instruments aratoires, à Béziers, pour obtenir l'autorisation d'établir, parcelle 21, section M, Avenue d'Agde, un atelier de forge et une fonderie de grosses œuvres avec marteaux mécaniques.

Avis favorable, sous les réserves et conditions générales à imposer aux établissements de ce genre.

Porcherie. — Le sieur Palary (Léon), de Montpellier, demande à établir une porcherie sur la parcelle 325, section H du plan cadastral, quartier de la Paille. Les conditions d'installation étant très défectueuses et les protestations des voisins très vives et nombreuses, M. Pourquier propose au Conseil de repousser la demande. — Adopté.

Établissements de deuxième classe.

Gaz (Éclairage au). — 4 Demandes pour installation d'usines à gaz pour l'éclairage ont été faites par les sieurs Albouy, Leblanc, de Montpellier, Milhaud, de Pézenas.

Les établissements projetés se rattachent à deux groupes, selon que la houille sert de matière première à la distillation ou que selon le procédé de MM. Maring et Mertz, de Bâle (Suisse), les matières à distiller sont des hydrocarbures de diverses provenances donnant lieu à la production de gaz riche :

1° *Gaz de houille.* — Les demandes des sieurs Leblanc et Milhaud rentrent dans cette catégorie, mais celle de M. Milhaud seule doit figurer comme établissement dangereux ou incommode de première classe.

Cet industriel, de Pézenas, demande l'autorisation d'établir une usine à gaz d'éclairage, par distillation de la houille, sur la commune de Puisserguier, parcelle 82 et 82 *bis*, section A du plan cadastral.

L'emplacement choisi est situé à une grande distance du village et à proximité du ruisseau de Lurède. Pas d'opposition; les Autorités, les juridictions compétentes et le Conseil d'Hygiène de Béziers se sont montrés favorables, et M. le Rapporteur propose au Conseil d'accueillir favorablement la demande, ce qui est adopté.

Les trois autres demandes du même genre nous paraissent devoir figurer dans les établissements de troisième classe.

C. — Établissements de troisième classe.

Cinq demandes relatives à des distilleries de plantes aromatiques, sont faites par les sieurs Bonnard (Louis), de Prades; les sieurs Fraïsse (Noël), d'Aniane; Sourgal (Jean-Gaspard), de La Boissière; Ségalas (Léon), de Villeveyrac; Sollier (André), de St-Guilhem-le-Désert.

Le premier de ces industriels a l'intention de transférer la distillerie qu'il exploite déjà, section B, parcelle 415 et 417 de la commune de Prades.

M. Jeanjean, Rapporteur, émet un avis favorable, qui est accepté par le Conseil.

Les quatre autres demandes en autorisation ont pour but de créer de nouveaux établissements : le sieur Fraïsse, à Aniane ; le sieur Sourgal, à La Boissière ; le sieur Ségalas, à Villeveyrac ; le sieur Sollier, à St-Guilhem-le-Désert : le premier, parcelles 169 et 170 de la section B ; le second à La Boissière, parcelles 151 *bis*, 152 et 153, section A : le troisième, sur le territoire de Villeveyrac, parcelle 434, section F ; le quatrième, sur le territoire de St-Guilhem, parcelle 414, section C.

M. Castan, Rapporteur, émet des avis favorables, qui sont adoptés par le Conseil.

Gaz (Usines à). — Les sieurs Leblanc et Cie, demandent l'autorisation d'établir une usine à gaz sur la Route Départementale N° 15, près le Pont-Juvénal, à côté de l'usine de MM. Faulquier cadet et Cie.

Par suite du traité de la ville avec la Compagnie actuelle du gaz, la prétention de la nouvelle usine, bien qu'il n'en soit pas fait question dans la demande d'autorisation, ne peut viser, comme nous l'avons dit, que l'usage particulier, et, à ce titre, cette usine rentre dans la troisième classe au lieu de compter dans la seconde.

A la suite de l'enquête, diverses oppositions ont eu lieu. La première et la principale émane de M. Logerot, Administrateur de plusieurs Compagnies, et ne vise guère que les engagements de la ville avec la Compagnie actuelle. Ces engagements ne sauraient, évidemment, lier que la ville, et c'est aux demandeurs à savoir si, malgré eux, ils ont intérêt à créer leur nouvel établissement. La plupart des autres protestations visent aussi l'existence de la Compagnie actuelle, ses intérêts et ses droits, plutôt que la question de salubrité et de sécurité publiques, et sortent, par conséquent, du domaine spécial de nos appréciations.

Le Maire de Montpellier, considérant que l'emplacement de l'usine projetée est hors de la ville et assez éloigné de toute habitation, donne un avis favorable, ainsi que le Chef du Génie, qui déclare qu'il n'y a pas lieu de s'opposer à l'établissement de l'usine en question.

Le Conseil ne saurait non plus refuser son adhésion à une industrie n'offrant que des dangers relatifs et faciles à prévenir, et située à une assez grande distance de la ville.

Le Rapporteur, M. Bertin, propose donc d'émettre un avis favorable, aux conditions prévues, pour les établissements de ce genre, par le Décret du 9 Février 1867, en y ajoutant les suivantes :

1° Cheminée principale, 25 mètres au moins;

2° Les résidus de l'usine seront évacués, par un conduit réglementaire couvert, dallé et étanche, dans le Canal du Lez.

Après discussion, à laquelle prennent part MM. Dumas, Baldy, Moitessier et Mengin, le Conseil émet un avis favorable, sous les réserves et conditions générales imposées aux établissements de ce genre.

M. le Maire d'Olonzac demande, au nom de ses administrés, l'autorisation d'établir dans cette commune, section A, N° 479 du plan cadastral, une usine à gaz d'éclairage riche par distillation d'huile de schiste et autres matières huileuses, d'après le système Maring et Mertz, de Bâle.

M. Moitessier, Rapporteur, expose que les conditions d'installation de l'usine projetée paraissent convenables, tant au point de vue de l'éloignement des habitations que de la proximité d'un cours d'eau, dans lequel pourront être déversés les résidus liquides non utilisés de la fabrication; pas d'opposition dans l'enquête. Les Autorités et juridictions compétentes, et le Conseil d'Hygiène de l'arrondissement de St-Pons, ont donné un avis favorable; M. le Rapporteur propose d'adopter.

L'autorisation sera accordée aux conditions d'usage, relativement à l'évacuation des résidus liquides ou solides et conformément aux règlements régissant cette industrie.

M. Albouy, de Montpellier, fait une demande semblable, pour établir une usine à fabriquer le gaz riche, dans la ville d'Aniane, parcelle 1,245, section B du plan cadastral.

M. Dumas, Rapporteur, expose que l'emplacement choisi par le pétitionnaire a soulevé de nombreuses oppositions dans l'enquête, ainsi, d'ailleurs, que pour un emplacement voisin, situé au N° 1,218 de la même section. M. l'Inspecteur d'Académie, notamment, a fait opposition, en signalant le voisinage des écoles communales, de l'usine projetée sur la parcelle 1,245.

M. le Maire d'Aniane, Commissaire-Enquêteur, a donné un avis favorable à l'établissement de l'usine en ce dernier point; l'Autorité militaire ne met aucun empêchement à la réalisation du projet.

Sur l'observation de M. le Préfet, qui préside l'Assemblée, que l'enquête a été faite pour une usine à gaz, sans indiquer le mode de fabrication, certaines objections adressées à l'installation d'une usine à gaz par distillation de la houille, ne se seraient peut-être pas produites, si l'on avait mieux connu l'industrie en question, et que, d'ailleurs, M. l'Inspecteur d'Académie n'étant pas tenu de savoir les différences qui existent entre la production du gaz par la houille et sa fabrication par distillation d'huiles lourdes, c'est au Conseil d'Hygiène qu'il appartient de déterminer les dangers pour la sécurité publique, tant au point de vue des émanations nuisibles qu'au point de vue des incendies que peut faire courir la construction d'une usine à gaz dans le lieu indiqué.

M. Dumas répond que la question a été déjà examinée, par le Conseil, pour une usine analogue, créée à Olargues, que la faible dimension des appareils, leur disposition et le genre de fabrication éloignent toute crainte à cet égard ; de nombreuses installations d'usines à gaz d'huiles lourdes, autrement dit gaz riche, ont été faites, depuis plusieurs années, au milieu même d'usines ou de maisons particulières, sans donner lieu à aucune plainte. Cependant, il convient de faire quelques réserves sur l'emmagasinement possible d'une grande quantité d'hydrocarbures liquides, pour subvenir, pendant un temps plus ou moins long, à la fabrication.

Cet emmagasinement est réglé par des Décrets spéciaux, édictant des prescriptions variables, suivant la nature et la quantité des liquides entreposés. (Décret du 19 Mai 1873) ; il s'agit ici d'huiles lourdes, dont la quantité en magasin peut s'élever à 7,500 litres, sans que l'entrepôt cesse d'être classé dans la troisième classe.

Après une courte discussion, le Conseil adopte les conclusions suivantes, proposées par M. le Rapporteur.

Avis favorable à la demande du sieur Albouy, tendant à établir une usine à gaz d'éclairage, dit gaz riche, par distillation d'huiles lourdes de schiste et autres hydrocarbures liquides (procédé et appareils de MM. Maring et Mertz, de Bâle), sur le territoire de la commune d'Aniane, N° 1,245, section B du plan cadastral, aux conditions suivantes :

1° La consistance de l'usine destinée à fournir une moyenne journalière de 800 flammes, est limitée à trois appareils producteurs, composés chacun :

A. D'un réservoir contenant deux litres de matière à distiller;

B. Un fourneau ou appareil à distillation, en tôle, de $0^{m},005$ d'épaisseur, garni intérieurement de briques réfractaires ; la dimension en hauteur est de 1 mètre, et son diamètre de $0^{m},90^{c}$. Dans l'intérieur du fourneau est contenu une chaudière conique de 21 centimètres de diamètre au fond, de 24 centimètres à l'ouverture et de 37 centimètres de hauteur ; cette chaudière est fermée par un couvercle maintenu par un étrier muni d'une vis de pression ;

C. Un lavoir en fonte de 40 centimètres de hauteur sur 30 centimètres de diamètre ; ce lavoir est relié au fourneau et à l'épurateur par un tuyau en fonte ;

D. Un épurateur, également en fonte, de 90 centimètres de haut sur 69 de large ; il possède, à l'intérieur, une boîte d'épuration suspendue verticalement et fournie au moyen d'un joint hydraulique.

2° La cloche du gazomètre aura $6^{m}20^{c}$ de diamètre sur 4 mètres de hauteur ;

3° La surface totale des trois appareils formant l'ensemble de l'usine, est et demeure fixée à 8 mètres carrés, 8 mètres de long et 1 mètre de large, et celle du gazomètre à 30 mètres carrés ;

4° La surface du hangar destiné à loger les appareils, sera de 56 mètres carrés (8 mètres sur 7 environ) ; ce hangar sera construit en moellons et aura 4 mètres de hauteur ; le sol en sera dallé ou cimenté, en forme de cuvette, de façon que, en cas de déversement d'un liquide inflammable, celui-ci ne puisse se répandre au dehors ;

5° Une cheminée de tôle, dépassant de 5 mètres la toiture, sera adaptée à chaque fourneau ;

6° Le feu du fourneau, pour lequel on ne brûlera que du coke, sera allumé le matin vers 7 ou 8 heures, et brûlera dix heures, pour s'éteindre le soir, à moins de circonstances spéciales dont l'Autorité municipale aura à régler les conditions pour la prolongation de la mise à feu ;

7° Le goudron provenant du dépurateur et constituant le seul résidu de l'opération, sera recueilli dans une futaille, placée dans un compartiment de l'usine, assez éloigné des fourneaux pour qu'aucun risque d'incendie ne soit à redouter ;

8° Toutes réserves sont faites pour les tiers et pour l'Administration, qui restera toujours libre d'imposer telles conditions qu'elle jugera convenables, en vue de parer à des inconvénients signalés ultérieurement ;

9° Nul changement ne pourra être apporté aux conditions précitées , sans l'autorisation préfectorale.

Savonnerie. — Le sieur Valabrègue (Jules-Alexandre), demande l'autorisation d'établir une savonnerie , section M , parcelle 233 du plan cadastral de Montpellier.

M. Dumas expose que l'enquête a soulevé de nombreuses oppositions, basées principalement sur les inconvénients qui résulteraient pour le voisinage, des émanations d'hydrogène sulfuré qui se dégageraient des manipulations opérées dans cette fabrique.

M. le Maire de Montpellier, en présence de ces oppositions, et tout en regrettant de mettre obstacle au développement industriel de la ville , émet un avis défavorable.

M. le Rapporteur estime que les protestations intervenues sont exagérées, et que les émanations que les plaignants redoutent seraient peu considérables, qu'elles pourraient, du reste, être facilement supprimées par l'emploi de la soude épurée substituée à la soude brute.

De la discussion à laquelle prennent part MM. Bertin, Baldy, Dumas, il résulte que dans d'autres villes, telles que Marseille, Avignon, de grandes usines de savon fonctionnent au centre de la ville, sans inconvénients pour les voisins.

Le Rapporteur propose, en conséquence, un avis favorable, sous les réserves et conditions ci-après :

1° La consistance de l'usine est maintenue dans les proportions contenues dans la demande, avec les modifications ci-dessous, pour l'installation des fourneaux, obligation de ne les modifier en rien sans une nouvelle autorisation ;

2° Élever la cheminée à 15 mètres au-dessus du sol et à 5 mètres au-dessus de la toiture des maisons voisines ;

3° Les fourneaux seront construits non pas dans la cour, mais dans un magasin fermé ; au-dessus des chaudières, seront établies des hottes renversées destinées à conduire les buées dans la cheminée ;

4° N'employer pour la confection des lessives alcalines, que de la soude épurée, pour s'opposer au dégagement de l'hydrogène sulfuré ;

5° Défense d'employer pour la fabrication du savon, des matières animales ou des matières premières putréfiées, sauf les graisses épurées ;

6° Défense de jeter sur la voie publique des résidus de chaux ;

7° Conduire les résidus liquides dans le plus proche égout, par un canal réglementaire couvert, dallé et étanche, construit sous la surveillance de l'Autorité municipale ou de son délégué ;

8° Réserves générales pour les tiers et l'Administration, qui pourra prescrire toutes mesures susceptibles de sauvegarder la sécurité et la santé publiques ;

9° La non exécution d'une des conditions prescrites entraînera l'annulation de l'autorisation. — *Adopté*.

Tanneries. — Les sieurs Belot frères, Bessières, de St-Pons, demandent l'autorisation d'établir des tanneries dans la commune qu'ils habitent : le premier, section F, parcelle 122 ; le second, sur les parcelles 602 et 603 de la section D du plan cadastral.

M. Hamelin, Rapporteur, observe que le premier demandeur ne fournissant aucune indication sur la contenance de l'immeuble, ses dispositions intérieures, l'importance de la fabrication, éléments indispensables à l'appréciation de la demande qui lui est soumise ; aussi, malgré l'avis favorable du Conseil d'Hygiène de St-Pons, M. Hamelin propose d'ajourner toute décision jusqu'à ce que les sieurs Belot aient donné les renseignements nécessaires.

Ces renseignements ayant été fournis, quoique d'après M. le Rapporteur ils soient bien incomplets, il a pu se faire une opinion sur l'importance de la fabrication et compléter, par des prescriptions administratives, les lacunes qu'ils présentent au point de vue des règles de l'hygiène ; en substance, l'établissement est pourvu d'un seul étage, qui doit servir de séchoir, a 9 mètres seulement de longueur sur 8 de largeur, il est divisé en deux chambres ; à côté, se trouve une maison de 4 mètres carrés, dans laquelle seront travaillés les cuirs.

L'établissement comportera, au maximum, deux bassins et quinze cuves, dont six seulement sont en construction; ces dernières seront de 1m 80c de longueur sur 1 mètre de largeur et 0,90c de profondeur; elles pourront contenir chacune vingt-cinq peaux; les autres cuves auront les mêmes dimensions; les eaux sales seront déversées par un bief, tous les jours, à 500 mètres en aval de l'Orb.

M. le Rapporteur propose donc d'émettre un avis favorable aux conditions déjà imposées aux usiniers de cette catégorie, autorisés le 20 Avril 1883, à Bédarieux :

1° De pratiquer, indépendamment des portes de services, une ouverture de 1m 60c de hauteur sur 1 mètre de largeur, au minimum, pour chaque quatre mètres de longueur de façade de la tannerie ou, à défaut, établir un nombre égal de cheminées d'appel pour entretenir une ventilation permanente;

2° D'opérer le sabrage des peaux dans l'intérieur de la tannerie ou de ses dépendances, interdiction absolue de pratiquer cette opération au dehors;

3° Enlever tous les jours les résidus solides de l'intérieur de la tannerie, et les transporter dans les terres, à 300 mètres des habitations, interdiction absolue de conserver ces résidus dans les cours, les ateliers ou leurs dépendances, sous quelque prétexte que ce soit.

4° Paver à chaux et à ciment les lieux où sont déposées les peaux fraîches, qu'on ne laissera pas séjourner plus de 24 heures dans l'établissement;

5° Asphalter ou daller, avec une pente convenable,

les ateliers, ainsi que les cours et passages qui y donnent accès, et tous les emplacements destinés à recevoir des cuirs, établir des rigoles et des canaux pour faciliter l'écoulement des eaux ;

6° Ne pas fabriquer de dégras ; ne brûler aucun débris provenant des opérations de la tannerie ;

7° Renouveler fréquemment les eaux de macération, surtout en été ;

8° Entretenir les séchoirs en bon état, les ventiler convenablement ;

9° Enfin, évacuer les eaux sales par un conduit couvert, dallé et étanche, de 20 centimètres sur 30 au moins de section, aboutissant, en dessous de l'étiage, dans le béal en bas qui longe la façade Est de l'atelier, et en déverser les eaux dans la rivière du Jaur.

La demande du sieur Bessière (Henri), de la même ville, n'a pas soulevé d'opposition dans l'enquête ; l'avis de toutes les juridictions est favorable. Malgré cela, M. Hamelin, Rapporteur, croit devoir insister sur l'insuffisance des renseignements du plan, fourni à l'appui : on ne sait absolument rien, en effet, des dispositions intérieures du local choisi, de l'importance de la fabrication, etc.

Le sieur Bessière se borne à faire savoir que son établissement est situé à 1 kilomètre de la ville de St-Pons, sur les bords d'un ruisseau appelé Brassac ; le local a servi à une ancienne machine à foulon et se compose de 8 cuves, pouvant contenir 25 peaux chacune. La distance d'un kilomètre entre la ville et la tannerie à établir, a certes une valeur au point de vue de la salubrité publique, mais il faut tenir également compte de la santé des ouvriers qui fréquentent l'établissement.

M. le Rapporteur propose donc d'émettre un avis favorable, sous la réserve que des indications plus précises sur la contenance de l'immeuble, ses dispositions intérieures et sur l'importance de la fabrication, seront fournies par le demandeur, afin que ces indications puissent figurer dans l'Arrêté d'autorisation et en déterminer l'étendue. La tannerie sera d'ailleurs soumise aux conditions générales imposées au sieur Belot, avec cette différence, voulue par l'état des lieux, que les eaux sales seront évacuées par un conduit couvert, dallé étanche, et réglementaire, dans le ruisseau de Brassac, pour se déverser dans le Jaur.

Les renseignements réclamés de M. Bessière, ne remplissant pas les conditions voulues, le plan fourni à l'appui n'étant qu'un croquis du plan cadastral et non un véritable plan des lieux, on ignore si la maison est à plusieurs étages ou non, comment est disposé le séchoir, la pièce où doit se pratiquer le sabrage des peaux.

Le Conseil renvoie à une séance ultérieure la décision à prendre, jusqu'à ce que le demandeur ait fourni les renseignements réclamés.

Tuileries. — Le sieur Reynes (Ernest), de Montpellier, demande à établir une tuilerie sur le territoire de cette commune, section H. parcelle 293, sur le chemin de la Fontaine de St-Berthomieu.

M. Bertin, Rapporteur, conformément à l'avis de M. le Commissaire de police du 2me arrondissement et à celui de M. le Maire de Montpellier, propose de rejeter la demande, par suite des risques d'incendie pour les maisons du voisinage, dont quelques-unes ont des greniers à fourrage d'une importance considérable, ce qui ne permet pas d'accorder l'autorisation demandée ; le Conseil rejette la demande.

Vacheries. — Six demandes relatives à des vacheries ont eté faites par Mme veuve Ramon, d'Aniane, et les sieurs Ménard, Daudil, Portal, Peyre, de Montpellier, Rouvier, de Cette.

Les questions soulevées à ce sujet se rapportent à des réclamations sur le mauvais entretien de l'établissement exploité par la dame Ramon ; le désir de MM. Ménard, Daudil et Portal, de créer de nouvelles vacheries; pour les sieurs Peyre et Rouvier, de Cette, de transférer les établissements qu'ils exploitent déjà, sur des points différents de la commune qu'ils habitent.

M. Pourquier, Rapporteur de ces diverses affaires, expose que la dame veuve Ramond (Julie), exploite, depuis plusieurs années, une vacherie dont la mauvaise tenue soulève les plaintes de plusieurs voisins. Les urines provenant des animaux sont déversées dans un fossé couvert qui longe les maisons situées sur ce côté du boulevard, où s'élève la maison Cassan. Il y a donc lieu d'imposer à la demanderesse des modifications dans son installation, pour en atténuer les inconvénients.

Il propose, en conséquence, au Conseil, d'imposer à la dame veuve Ramond le nivellement du sol de l'étable, avec pente suffisante pour que les urines arrivent facilement dans le conduit de déversement, à l'aide d'un conduit réglementaire, dallé, couvert et étanche, dans le fossé qui longe le boulevard précité, en enlevant les fumiers toutes les 24 heures en été et toutes les 48 heures en hiver.

Le Conseil adopte ces conclusions.

Pour ce qui est des sieurs Ménard, domicilié rue Alfred-Bruyas, Daudil (Louis), rue Lunaret, Portal (Firmin), rue Galavieille, N° 1, M. le Rapporteur estime que l'autorisation doit être accordée au premier de ces pétitionnaires, à la condition par lui d'écouler les urines provenant de sa vacherie, dans l'égout le plus voisin, à l'aide d'un conduit réglementaire, et que les fumiers soient enlevés toutes les 24 et toutes les 48 heures, en été et en hiver.

Pour ce qui est du sieur Daudil, le nombre de vaches entretenues dans l'étable ne pourra pas dépasser cinq, et deux ouvertures de 80 centimètres de hauteur sur 60 de largeur seront établies derrière les vaches, les conditions générales à cette industrie étant, de plus, obligatoires.

Enfin, le sieur Portal (Firmin), devra se conformer aux conditions générales, et sous la condition spéciale, de condamner la fenêtre placée au fond de la pièce, fenêtre prenant jour sur une cour à ciel ouvert, commune à plusieurs maisons voisines.

Transfert de vacheries. — Le sieur Peyre, qui exploite déjà une vacherie, serait autorisé à la transférer dans une propriété de la section G, parcelle 182, et le sieur Rouvier, de Cette, à transporter son établissement de la rue de la Charité, N° 8, aux conditions générales ci-dessus imposées.

Le Conseil adopte ces propositions.

QUESTIONS DE POLICE MUNICIPALE.

Cimetières. — Huit dossiers relatifs à des cimetières, ont été soumis au Conseil. Ces dossiers se divisent en deux groupes, selon qu'il s'agit de simples agrandissements ou de transfert des champs de repos existants.

Au premier groupe appartiennent les demandes du Conseil municipal de Montpellier, relatives à l'agrandissement du cimetière de cette agglomération, connue sous le nom de faubourg de Celleneuve, et celle de l'édilité de Puimisson.

Cimetière de Celleneuve. — L'Administration municipale de Montpellier décide d'agrandir le cimetière de Celleneuve. Un désaccord constaté dans l'enquête relative au projet d'agrandissement, engage le Conseil à déléguer une Commission de trois Membres : MM. Bertin, Moitessier et Pourquier, pour examiner l'état des lieux et lui faire un Rapport.

Cette Commission expose que deux projets d'agrandissement, l'un au Nord, l'autre au Sud, sont en présence. Le sol de l'une comme de l'autre parcelle à acquérir est défectueux, de nature caillouteuse, à sous-sol argileux, de sorte que l'on est amené à se demander si mieux ne vaudrait pas un déplacement complet qu'un simple agrandissement dans des circonstances aussi défavorables.

Le Conseil central d'Hygiène et de Salubrité publiques, ne pouvant se substituer au Conseil municipal de Montpellier, doit aujourd'hui statuer sur les deux propositions qui lui sont soumises ; or, celle qui a pour but l'extension du cimetière dans la direction Nord du champ de repos actuel, sur une partie de la parcelle 1,901, section K de l'aqueduc St-Clément, a ce double avantage de porter sur un terrain de moindre valeur vénale, et, de plus, situé à une plus grande distance du village, tandis que l'extension dans l'autre sens rapprocherait le lieu de sépulture du village et exigerait l'achat d'un terrain d'un prix beaucoup plus élevé ; dans ces conditions, M. le Rapporteur propose au Conseil, qui accepte, d'émettre un avis favorable à la demande d'agrandissement du cimetière de Celleneuve, par adjonction au champ de repos actuel d'une partie de la parcelle contiguë, sise au N° 1,301 de la matrice cadastrale, section K de l'aqueduc de St-Clément.

Puimisson. — Le peu d'étendue du champ de repos dont M. le Maire de Puimisson et le Conseil municipal réclament l'agrandissement, est d'une telle notoriété, que l'on ne saurait que se montrer favorable à la demande soumise au Conseil. L'avis favorable émis par toutes les Autorités et les juridictions compétentes, l'absence de toute opposition dans l'enquête, l'adhésion de la population toute entière, ne laissant aucun doute sur la convenance qu'il y a d'accueillir favorablement cette demande, M. Dumas, Rapporteur, émet un avis d'adhésion, qui est accepté par la totalité des Membres du Conseil.

TRANSFERT des cimetières des communes de St-André-de-Sangonis, Cebazan, Cournonterral, Loupian, Sérignan, St-Thibéry.

St-André-de-Sangonis. — M. le Maire de St-André demande, au nom de ses concitoyens, la suppression du cimetière catholique, et il expose, dans ce but, les inconvénients et les accidents qui peuvent se produire, lors du creusement des fosses, au champ de repos actuel, qui est formé par un sol essentiellement sablonneux et passible d'éboulements.

L'opinion publique est favorable à la demande, que M. le Rapporteur Dumas propose d'accueillir favorablement, en autorisant la réouverture du cimetière de même culte, anciennement abandonné.

Le Conseil accueille favorablement la demande.

Cebazan. — M. le Maire et le Conseil municipal de Cebazan, demandent le transfert du champ de repos de leur commune, sur un terrain appartenant à M. Tarbouriech (Jean), dont la contenance de 15 ares est plus en harmonie avec les besoins de la population, et situé sur la parcelle 255, section du Mas-de-l'Église, tènement des Plantiers. Pas d'opposition dans l'enquête, avis favorable des juridictions diverses, auquel s'associe M. le Rapporteur.

Le Conseil approuve.

Cournonterral. — Deux cimetières, l'un catholique, l'autre protestant, servent à l'inhumation de la population de cette commune importante. L'un et l'autre de ces champs de repos sont dans l'intérieur du village, au milieu des maisons, et leur peu d'étendue implique d'assez grandes difficultés dans le service. M. le Maire et le Conseil municipal de cette commune, désireux de mettre un terme à ces inconvénients, demandent l'autorisation de procéder à la création d'une nouvelle enceinte donnée aux inhumations.

De nombreuses protestations sont intervenues dans l'enquête, par suite de la volonté exprimée de réunir tous les décédés dans une même enceinte, et, parmi les raisons invoquées par les protestataires, on a signalé l'insalubrité du terrain choisi.

Pour faire justice de cette allégation, le Conseil municipal de Cournonterral a réclamé l'envoi sur les lieux d'une Commission, composée de Membres du Conseil central d'Hygiène et de Salubrité publiques qui, après examen des lieux, serait appelée à se prononcer sur les inconvénients signalés.

MM. Cadot et Dumas, délégués par le Conseil, s'étant rendus sur les lieux, n'ont pu partager les craintes émises, et n'hésitent pas à formuler cette conclusion, que, dans leur pensée, l'emplacement choisi pour la création du nouveau cimetière remplit toutes les conditions d'orientation, d'étendue et de nature du sol exploité en pareille occurrence, d'où M. le Rapporteur Dumas conclut à accorder l'autorisation demandée. Le Conseil adopte.

Loupian. — M. le Maire de Loupian demande, au nom du Conseil municipal, de transférer le cimetière actuel, qui laisse à désirer par son peu d'étendue et son voisinage de la commune, dont il est une dépendance. La question du transfert ne donne lieu à aucune contestation, et l'opinion des habitants est favorable au projet ; mais si l'on est d'accord sur la mesure, on ne l'est plus sur le choix de l'emplacement à choisir. Le Conseil municipal s'est prononcé, à l'unanimité de ses Membres, en faveur d'un terrain placé au Sud-Ouest du village, dont le propriétaire refuse la cession et que 141 électeurs sur 482 repoussent, en faisant valoir les dépenses considérables qu'entraînera l'établissement du lieu de sépulture dans l'endroit indiqué, la diminution d'agrément et de valeur qui en résultera pour les propriétés voisines et même pour le village dont l'extension, dans cette direction, sera limitée par l'existence du cimetière, enfin, la situation de ce dernier, au Sud, à 160 mètres seulement de distance, ce qui doit, d'après les protestations, porter la plus grave atteinte à la salubrité du village.

La question d'orientation, bien que n'étant pas dénuée d'importance, le cède ici à d'autres conditions topographiques; d'abord les vents du Sud directs sont rares, ensuite le terrain choisi se trouve sur un plateau suffisamment perméable pour permettre un bon écoulement des eaux et le creusement des fosses à la profondeur légale; de plus, et cette raison pourrait dispenser d'autres, il est à peu près impossible d'établir le cimetière dans une autre direction : au Nord du village, le sol est absolument pierreux; à l'Est et au Sud-Ouest, au contraire, il est trop humide et en contre-bas, recevant les eaux des terrains environnants situés au-dessus et autour du village. Le propriétaire parle bien d'autres terrains qu'il serait disposé à céder, mais son offre étant vague, ne saurait donner lieu à une discussion utile. Ces considérations exposées avec un certain nombre d'autres, dans une délibération du Conseil municipal de Loupian, en date du 12 Janvier 1882, l'avis favorable donné au projet par le Commissaire-Enquêteur, MM. les Maires de Poussan et de Loupian, amènent M. Castan, Rapporteur à proposer au Conseil un avis favorable au transfert du nouveau cimetière au lieu dit St-Louis, Nos 70 et 82 de la section E du plan cadastral.

*

Sérignan. — M. le Maire de Sérignan demande, au nom de ses concitoyens, l'autorisation de transférer le cimetière, qui est insuffisant et suceptible d'être ravagé par les inondations de l'Orb, sur la parcelle 335, section A.

Absence d'oppositions ; avis favorable de toutes les juridictions intéressées dans l'enquête, auquel s'associe M. le Rapporteur Dumas, qui conclut favorablement à l'adoption du projet, ce que le Conseil accepte à l'unanimité.

St-Thibéry. — Le Conseil municipal de cette commune demande le transfert du cimetière sur la parcelle 282, d'une contenance de 40 ares, et appartenant au sieur Mas (Pierre).

Les habitants de la commune sont très divisés sur cette affaire. Le plus grand nombre est d'avis de maintenir le cimetière actuel, qui pourrait être agrandi, d'autres voudraient le transfert sur des terrains basaltiques du voisinage, ce qui nécessiterait le transport de terres nécessaires au creusement des fosses.

M. Dumas pense qu'il serait préférable d'agrandir le cimetière actuel. Adopté.

TABLE ALPHABÉTIQUE DES MATIÈRES.

H

I

L

M

N

P

R

S

T

U

V

www.ingramcontent.com/pod-product-compliance
Lightning Source LLC
LaVergne TN
LVHW050429160826
845677LV00002BA/622

* 9 7 8 2 3 2 9 6 8 7 6 4 3 *